2020

Januar

M	D	M	D	F	S	S
		1	2	3	4	5
6	7	8	9	10	11	12
13	14	15	16	17	18	19
20	21	22	23	24	25	26
27	28	29	30	31		

Februar

M	D	M	D	F	S	S
					1	2
3	4	5	6	7	8	9
10	11	12	13	14	15	16
17	18	19	20	21	22	23
24	25	26	27	28	29	

März

M	D	M	D	F	S	S
						1
2	3	4	5	6	7	8
9	10	11	12	13	14	15
16	17	18	19	20	21	22
23	24	25	26	27	28	29
30	31					

April

M	D	M	D	F	S	S
		1	2	3	4	5
6	7	8	9	10	11	12
13	14	15	16	17	18	19
20	21	22	23	24	25	26
27	28	29	30			

Mai

M	D	M	D	F	S	S
				1	2	3
4	5	6	7	8	9	10
11	12	13	14	15	16	17
18	19	20	21	22	23	24
25	26	27	28	29	30	31

Juni

M	D	M	D	F	S	S
1	2	3	4	5	6	7
8	9	10	11	12	13	14
15	16	17	18	19	20	21
22	23	24	25	26	27	28
29	30					

Juli

M	D	M	D	F	S	S
		1	2	3	4	5
6	7	8	9	10	11	12
13	14	15	16	17	18	19
20	21	22	23	24	25	26
27	28	29	30	31		

August

M	D	M	D	F	S	S
					1	2
3	4	5	6	7	8	9
10	11	12	13	14	15	16
17	18	19	20	21	22	23
24	25	26	27	28	29	30
31						

September

M	D	M	D	F	S	S
	1	2	3	4	5	6
7	8	9	10	11	12	13
14	15	16	17	18	19	20
21	22	23	24	25	26	27
28	29	30				

Oktober

M	D	M	D	F	S	S
			1	2	3	4
5	6	7	8	9	10	11
12	13	14	15	16	17	18
19	20	21	22	23	24	25
26	27	28	29	30	31	

November

M	D	M	D	F	S	S
						1
2	3	4	5	6	7	8
9	10	11	12	13	14	15
16	17	18	19	20	21	22
23	24	25	26	27	28	29
30						

Dezember

M	D	M	D	F	S	S
	1	2	3	4	5	6
7	8	9	10	11	12	13
14	15	16	17	18	19	20
21	22	23	24	25	26	27
28	29	30	31			

2021

Januar

M	D	M	D	F	S	S
				1	2	3
4	5	6	7	8	9	10
11	12	13	14	15	16	17
18	19	20	21	22	23	24
25	26	27	28	29	30	31

Februar

M	D	M	D	F	S	S
1	2	3	4	5	6	7
8	9	10	11	12	13	14
15	16	17	18	19	20	21
22	23	24	25	26	27	28

März

M	D	M	D	F	S	S
1	2	3	4	5	6	7
8	9	10	11	12	13	14
15	16	17	18	19	20	21
22	23	24	25	26	27	28
29	30	31				

April

M	D	M	D	F	S	S
			1	2	3	4
5	6	7	8	9	10	11
12	13	14	15	16	17	18
19	20	21	22	23	24	25
26	27	28	29	30		

Mai

M	D	M	D	F	S	S
					1	2
3	4	5	6	7	8	9
10	11	12	13	14	15	16
17	18	19	20	21	22	23
24	25	26	27	28	29	30
31						

Juni

M	D	M	D	F	S	S
	1	2	3	4	5	6
7	8	9	10	11	12	13
14	15	16	17	18	19	20
21	22	23	24	25	26	27
28	29	30				

Juli

M	D	M	D	F	S	S
			1	2	3	4
5	6	7	8	9	10	11
12	13	14	15	16	17	18
19	20	21	22	23	24	25
26	27	28	29	30	31	

August

M	D	M	D	F	S	S
						1
2	3	4	5	6	7	8
9	10	11	12	13	14	15
16	17	18	19	20	21	22
23	24	25	26	27	28	29
30	31					

September

M	D	M	D	F	S	S
		1	2	3	4	5
6	7	8	9	10	11	12
13	14	15	16	17	18	19
20	21	22	23	24	25	26
27	28	29	30			

Oktober

M	D	M	D	F	S	S
				1	2	3
4	5	6	7	8	9	10
11	12	13	14	15	16	17
18	19	20	21	22	23	24
25	26	27	28	29	30	31

November

M	D	M	D	F	S	S
1	2	3	4	5	6	7
8	9	10	11	12	13	14
15	16	17	18	19	20	21
22	23	24	25	26	27	28
29	30					

Dezember

M	D	M	D	F	S	S
		1	2	3	4	5
6	7	8	9	10	11	12
13	14	15	16	17	18	19
20	21	22	23	24	25	26
27	28	29	30	31		

Januar 2020

Mo	Di	Mi	Do	Fr	Sa	So
30	31	1	2	3	4	5
6	7	8	9	10	11	12
13	14	15	16	17	18	19
20	21	22	23	24	25	26
27	28	29	30	31	1	2

Februar 2020

Mo	Di	Mi	Do	Fr	Sa	So
27	28	29	30	31	1	2
3	4	5	6	7	8	9
10	11	12	13	14	15	16
17	18	19	20	21	22	23
24	25	26	27	28	29	1

März 2020

Mo	Di	Mi	Do	Fr	Sa	So
24	25	26	27	28	29	1
2	3	4	5	6	7	8
9	10	11	12	13	14	15
16	17	18	19	20	21	22
23	24	25	26	27	28	29
30	31	1	2	3	4	5

April 2020

Mo	Di	Mi	Do	Fr	Sa	So
30	31	1	2	3	4	5
6	7	8	9	10	11	12
13	14	15	16	17	18	19
20	21	22	23	24	25	26
27	28	29	30	1	2	3

Mai 2020

Mo	Di	Mi	Do	Fr	Sa	So
27	28	29	30	1	2	3
4	5	6	7	8	9	10
11	12	13	14	15	16	17
18	19	20	21	22	23	24
25	26	27	28	29	30	31

_____

_____

_____

Juni 2020

Mo	Di	Mi	Do	Fr	Sa	So
1	2	3	4	5	6	7
8	9	10	11	12	13	14
15	16	17	18	19	20	21
22	23	24	25	26	27	28
29	30	1	2	3	4	5

_____

_____

_____

Juli 2020

Mo	Di	Mi	Do	Fr	Sa	So
29	30	1	2	3	4	5
6	7	8	9	10	11	12
13	14	15	16	17	18	19
20	21	22	23	24	25	26
27	28	29	30	31	1	2

August 2020

Mo	Di	Mi	Do	Fr	Sa	So
27	28	29	30	31	1	2
3	4	5	6	7	8	9
10	11	12	13	14	15	16
17	18	19	20	21	22	23
24	25	26	27	28	29	30
31	1	2	3	4	5	6

_____

_____

_____

September 2020

Mo	Di	Mi	Do	Fr	Sa	So
31	1	2	3	4	5	6
7	8	9	10	11	12	13
14	15	16	17	18	19	20
21	22	23	24	25	26	27
28	29	30	1	2	3	4

Oktober 2020

Mo	Di	Mi	Do	Fr	Sa	So
28	29	30	1	2	3	4
5	6	7	8	9	10	11
12	13	14	15	16	17	18
19	20	21	22	23	24	25
26	27	28	29	30	31	1

_____

_____

_____

November 2020

Mo	Di	Mi	Do	Fr	Sa	So
26	27	28	29	30	31	1
2	3	4	5	6	7	8
9	10	11	12	13	14	15
16	17	18	19	20	21	22
23	24	25	26	27	28	29
30	1	2	3	4	5	6

Dezember 2020

Mo	Di	Mi	Do	Fr	Sa	So
30	1	2	3	4	5	6
7	8	9	10	11	12	13
14	15	16	17	18	19	20
21	22	23	24	25	26	27
28	29	30	31	1	2	3

Januar 2021

Mo	Di	Mi	Do	Fr	Sa	So
28	29	30	31	1	2	3
4	5	6	7	8	9	10
11	12	13	14	15	16	17
18	19	20	21	22	23	24
25	26	27	28	29	30	31

Februar 2021

Mo	Di	Mi	Do	Fr	Sa	So
1	2	3	4	5	6	7
8	9	10	11	12	13	14
15	16	17	18	19	20	21
22	23	24	25	26	27	28

_____

_____

_____

März 2021

Mo	Di	Mi	Do	Fr	Sa	So
1	2	3	4	5	6	7
8	9	10	11	12	13	14
15	16	17	18	19	20	21
22	23	24	25	26	27	28
29	30	31	1	2	3	4

April 2021

Mo	Di	Mi	Do	Fr	Sa	So
29	30	31	1	2	3	4
5	6	7	8	9	10	11
12	13	14	15	16	17	18
19	20	21	22	23	24	25
26	27	28	29	30	1	2

Mai 2021

Mo	Di	Mi	Do	Fr	Sa	So
26	27	28	29	30	1	2
3	4	5	6	7	8	9
10	11	12	13	14	15	16
17	18	19	20	21	22	23
24	25	26	27	28	29	30
31	1	2	3	4	5	6

Juni 2021

Mo	Di	Mi	Do	Fr	Sa	So
31	1	2	3	4	5	6
7	8	9	10	11	12	13
14	15	16	17	18	19	20
21	22	23	24	25	26	27
28	29	30	1	2	3	4

Juli 2021

Mo	Di	Mi	Do	Fr	Sa	So
28	29	30	1	2	3	4
5	6	7	8	9	10	11
12	13	14	15	16	17	18
19	20	21	22	23	24	25
26	27	28	29	30	31	1

August 2021

Mo	Di	Mi	Do	Fr	Sa	So
26	27	28	29	30	31	1
2	3	4	5	6	7	8
9	10	11	12	13	14	15
16	17	18	19	20	21	22
23	24	25	26	27	28	29
30	31	1	2	3	4	5

September 2021

Mo	Di	Mi	Do	Fr	Sa	So
30	31	1	2	3	4	5
6	7	8	9	10	11	12
13	14	15	16	17	18	19
20	21	22	23	24	25	26
27	28	29	30	1	2	3

Oktober 2021

Mo	Di	Mi	Do	Fr	Sa	So
27	28	29	30	1	2	3
4	5	6	7	8	9	10
11	12	13	14	15	16	17
18	19	20	21	22	23	24
25	26	27	28	29	30	31

_____

_____

_____

November 2021

Mo	Di	Mi	Do	Fr	Sa	So
1	2	3	4	5	6	7
8	9	10	11	12	13	14
15	16	17	18	19	20	21
22	23	24	25	26	27	28
29	30	1	2	3	4	5

Dezember 2021

Mo	Di	Mi	Do	Fr	Sa	So
29	30	1	2	3	4	5
6	7	8	9	10	11	12
13	14	15	16	17	18	19
20	21	22	23	24	25	26
27	28	29	30	31	1	2

Dezember

Woche 1

○ 30. MONTAG

NOTIZEN

○ 31. DIENSTAG

○ 1. MITTWOCH

TO DO

○ 2. DONNERSTAG

○ 3. FREITAG

○ 4. SAMSTAG / 5. SONNTAG

Januar

Woche 2   06/01/20 - 12/01/20

○ 6. MONTAG

NOTIZEN
_____

_____

○ 7. DIENSTAG
_____

_____

_____

_____

○ 8. MITTWOCH

TO DO
_____

_____

_____

○ 9. DONNERSTAG
_____

_____

_____

_____

○ 10. FREITAG
_____

_____

_____

_____

○ 11. SAMSTAG / 12. SONNTAG
_____

_____

_____

Januar

Woche 3

○ 13. MONTAG

NOTIZEN

○ 14. DIENSTAG

○ 15. MITTWOCH

TO DO

○ 16. DONNERSTAG

○ 17. FREITAG

○ 18. SAMSTAG / 19. SONNTAG

Januar

Woche 4 20/01/20 - 26/01/20

○ 20. MONTAG

NOTIZEN

○ 21. DIENSTAG

○ 22. MITTWOCH

TO DO

○ 23. DONNERSTAG

○ 24. FREITAG

○ 25. SAMSTAG / 26. SONNTAG

Januar

Woche 5

○ 27. MONTAG

NOTIZEN

_____

○ 28. DIENSTAG

_____

_____

_____

○ 29. MITTWOCH

TO DO

_____

_____

○ 30. DONNERSTAG

_____

_____

_____

○ 31. FREITAG

_____

_____

_____

○ 1. SAMSTAG / 2. SONNTAG

_____

_____

_____

Februar

Woche 6

○ 3. MONTAG

NOTIZEN

_____

_____

○ 4. DIENSTAG

_____

_____

_____

_____

○ 5. MITTWOCH

TO DO

_____

_____

○ 6. DONNERSTAG

_____

_____

_____

_____

○ 7. FREITAG

_____

_____

_____

_____

○ 8. SAMSTAG / 9. SONNTAG

_____

_____

_____

Februar

10/02/20 - 16/02/20

○ 10. MONTAG

NOTIZEN

○ 11. DIENSTAG

○ 12. MITTWOCH

TO DO

○ 13. DONNERSTAG

○ 14. FREITAG

○ 15. SAMSTAG / 16. SONNTAG

Februar

Woche 8

○ 17. MONTAG

NOTIZEN

○ 18. DIENSTAG

○ 19. MITTWOCH

TO DO

○ 20. DONNERSTAG

○ 21. FREITAG

○ 22. SAMSTAG / 23. SONNTAG

Februar

Woche 9

○ 24. MONTAG

NOTIZEN

○ 25. DIENSTAG

○ 26. MITTWOCH

TO DO

○ 27. DONNERSTAG

○ 28. FREITAG

○ 29. SAMSTAG / 1. SONNTAG

März

02/03/20 - 08/03/20

○ 2. MONTAG

NOTIZEN

○ 3. DIENSTAG

○ 4. MITTWOCH

TO DO

○ 5. DONNERSTAG

○ 6. FREITAG

○ 7. SAMSTAG / 8. SONNTAG

März

Woche 11

○ 9. MONTAG

NOTIZEN

○ 10. DIENSTAG

○ 11. MITTWOCH

TO DO

○ 12. DONNERSTAG

○ 13. FREITAG

○ 14. SAMSTAG / 15. SONNTAG

März

Woche 12 16/03/20 - 22/03/20

○ 16. MONTAG

NOTIZEN

_____

_____

○ 17. DIENSTAG

_____

_____

_____

_____

○ 18. MITTWOCH

TO DO

_____

_____

○ 19. DONNERSTAG

_____

_____

_____

_____

○ 20. FREITAG

_____

_____

_____

_____

○ 21. SAMSTAG / 22. SONNTAG

_____

_____

_____

März

23/03/20 - 29/03/20

○ 23. MONTAG

NOTIZEN

○ 24. DIENSTAG

○ 25. MITTWOCH

TO DO

○ 26. DONNERSTAG

○ 27. FREITAG

○ 28. SAMSTAG / 29. SONNTAG

März

○ 30. MONTAG

NOTIZEN

○ 31. DIENSTAG

○ 1. MITTWOCH

TO DO

○ 2. DONNERSTAG

○ 3. FREITAG

○ 4. SAMSTAG / 5. SONNTAG

April

Woche 15

○ 6. MONTAG

NOTIZEN

○ 7. DIENSTAG

○ 8. MITTWOCH

TO DO

○ 9. DONNERSTAG

○ 10. FREITAG

○ 11. SAMSTAG / 12. SONNTAG

April

13/04/20 - 19/04/20

○ 13. MONTAG

NOTIZEN

○ 14. DIENSTAG

○ 15. MITTWOCH

TO DO

○ 16. DONNERSTAG

○ 17. FREITAG

○ 18. SAMSTAG / 19. SONNTAG

April

Woche 17

○ 20. MONTAG

NOTIZEN

_____

○ 21. DIENSTAG

_____

_____

_____

_____

○ 22. MITTWOCH

TO DO

_____

_____

○ 23. DONNERSTAG

_____

_____

_____

_____

○ 24. FREITAG

_____

_____

_____

○ 25. SAMSTAG / 26. SONNTAG

_____

_____

_____

April

27/04/20 - 03/05/20

○ 27. MONTAG

NOTIZEN

○ 28. DIENSTAG

○ 29. MITTWOCH

TO DO

○ 30. DONNERSTAG

○ 1. FREITAG

○ 2. SAMSTAG / 3. SONNTAG

Mai

04/05/20 - 10/05/20

○ 4. MONTAG

NOTIZEN

_____

_____

○ 5. DIENSTAG

_____

_____

_____

○ 6. MITTWOCH

TO DO

_____

○ 7. DONNERSTAG

_____

_____

_____

○ 8. FREITAG

_____

_____

_____

○ 9. SAMSTAG / 10. SONNTAG

_____

_____

_____

Mai

Woche 20

○ 11. MONTAG

NOTIZEN

○ 12. DIENSTAG

○ 13. MITTWOCH

TO DO

○ 14. DONNERSTAG

○ 15. FREITAG

○ 16. SAMSTAG / 17. SONNTAG

Mai

○ 18. MONTAG

NOTIZEN

○ 19. DIENSTAG

○ 20. MITTWOCH

TO DO

○ 21. DONNERSTAG

○ 22. FREITAG

○ 23. SAMSTAG / 24. SONNTAG

Mai

Woche 22   25/05/20 - 31/05/20

○ 25. MONTAG

NOTIZEN

○ 26. DIENSTAG

○ 27. MITTWOCH

TO DO

○ 28. DONNERSTAG

○ 29. FREITAG

○ 30. SAMSTAG / 31. SONNTAG

Juni

Woche 23

01/06/20 - 07/06/20

○ 1. MONTAG

NOTIZEN

_____

○ 2. DIENSTAG

_____

_____

○ 3. MITTWOCH

TO DO

_____

○ 4. DONNERSTAG

_____

○ 5. FREITAG

_____

○ 6. SAMSTAG / 7. SONNTAG

_____

Juni

Woche 24

○ 8. MONTAG

NOTIZEN

_____

_____

○ 9. DIENSTAG

_____

_____

_____

_____

○ 10. MITTWOCH

TO DO

_____

_____

○ 11. DONNERSTAG

_____

_____

_____

_____

_____

○ 12. FREITAG

_____

_____

_____

_____

○ 13. SAMSTAG / 14. SONNTAG

_____

_____

_____

_____

Juni

Woche 25

15/06/20 - 21/06/20

○ 15. MONTAG

NOTIZEN

○ 16. DIENSTAG

○ 17. MITTWOCH

TO DO

○ 18. DONNERSTAG

○ 19. FREITAG

○ 20. SAMSTAG / 21. SONNTAG

Juni

○ 22. MONTAG

NOTIZEN

○ 23. DIENSTAG

○ 24. MITTWOCH

TO DO

○ 25. DONNERSTAG

○ 26. FREITAG

○ 27. SAMSTAG / 28. SONNTAG

Juni

29/06/20 - 05/07/20

○ 29. MONTAG

NOTIZEN

○ 30. DIENSTAG

○ 1. MITTWOCH

TO DO

○ 2. DONNERSTAG

○ 3. FREITAG

○ 4. SAMSTAG / 5. SONNTAG

Juli

Woche 28

○ 6. MONTAG

NOTIZEN

○ 7. DIENSTAG

○ 8. MITTWOCH

TO DO

○ 9. DONNERSTAG

○ 10. FREITAG

○ 11. SAMSTAG / 12. SONNTAG

Juli

13/07/20 - 19/07/20

○ 13. MONTAG

NOTIZEN

_____

_____

○ 14. DIENSTAG

_____

_____

_____

_____

○ 15. MITTWOCH

TO DO

_____

_____

○ 16. DONNERSTAG

_____

_____

_____

○ 17. FREITAG

_____

_____

_____

○ 18. SAMSTAG / 19. SONNTAG

_____

_____

_____

Juli

Woche 30

○ 20. MONTAG

NOTIZEN

○ 21. DIENSTAG

○ 22. MITTWOCH

TO DO

○ 23. DONNERSTAG

○ 24. FREITAG

○ 25. SAMSTAG / 26. SONNTAG

Juli

Woche 31   27/07/20 - 02/08/20

○ 27. MONTAG

NOTIZEN

○ 28. DIENSTAG

○ 29. MITTWOCH

TO DO

○ 30. DONNERSTAG

○ 31. FREITAG

○ 1. SAMSTAG / 2. SONNTAG

August

03/08/20 - 09/08/20

○ 3. MONTAG

NOTIZEN

○ 4. DIENSTAG

○ 5. MITTWOCH

TO DO

○ 6. DONNERSTAG

○ 7. FREITAG

○ 8. SAMSTAG / 9. SONNTAG

August

10/08/20 - 16/08/20

○ 10. MONTAG

NOTIZEN

_____
_____
_____

○ 11. DIENSTAG

_____
_____
_____

○ 12. MITTWOCH

TO DO

_____
_____

○ 13. DONNERSTAG

_____
_____
_____

○ 14. FREITAG

_____
_____
_____

○ 15. SAMSTAG / 16. SONNTAG

_____
_____
_____

August

Woche 34

○ 17. MONTAG

NOTIZEN

○ 18. DIENSTAG

○ 19. MITTWOCH

TO DO

○ 20. DONNERSTAG

○ 21. FREITAG

○ 22. SAMSTAG / 23. SONNTAG

August

24/08/20 - 30/08/20

○ 24. MONTAG

NOTIZEN

_____

_____

○ 25. DIENSTAG

_____

_____

_____

_____

○ 26. MITTWOCH

TO DO

_____

_____

○ 27. DONNERSTAG

_____

_____

_____

_____

_____

○ 28. FREITAG

_____

_____

_____

_____

○ 29. SAMSTAG / 30. SONNTAG

_____

_____

_____

_____

August

Woche 36

31/08/20 - 06/09/20

○ 31. MONTAG

○ 1. DIENSTAG

○ 2. MITTWOCH

TO DO

○ 3. DONNERSTAG

○ 4. FREITAG

○ 5. SAMSTAG / 6. SONNTAG

September

07/09/20 - 13/09/20

○ 7. MONTAG

NOTIZEN

○ 8. DIENSTAG

○ 9. MITTWOCH

TO DO

○ 10. DONNERSTAG

○ 11. FREITAG

○ 12. SAMSTAG / 13. SONNTAG

September

14/09/20 - 20/09/20

○ 14. MONTAG

NOTIZEN

○ 15. DIENSTAG

○ 16. MITTWOCH

TO DO

○ 17. DONNERSTAG

○ 18. FREITAG

○ 19. SAMSTAG / 20. SONNTAG

September

21/09/20 - 27/09/20

○ 21. MONTAG

NOTIZEN

○ 22. DIENSTAG

○ 23. MITTWOCH

TO DO

○ 24. DONNERSTAG

○ 25. FREITAG

○ 26. SAMSTAG / 27. SONNTAG

September

28/09/20 - 04/10/20

○ 28. MONTAG

NOTIZEN

_____

_____

○ 29. DIENSTAG

_____

_____

_____

_____

○ 30. MITTWOCH

TO DO

_____

_____

○ 1. DONNERSTAG

_____

_____

_____

_____

○ 2. FREITAG

_____

_____

_____

_____

○ 3. SAMSTAG / 4. SONNTAG

_____

_____

_____

Oktober

Woche 41

○ 5. MONTAG

NOTIZEN

○ 6. DIENSTAG

○ 7. MITTWOCH

TO DO

○ 8. DONNERSTAG

○ 9. FREITAG

○ 10. SAMSTAG / 11. SONNTAG

Oktober

Woche 42   12/10/20 - 18/10/20

○ 12. MONTAG

NOTIZEN

_____
_____
○ 13. DIENSTAG _____
_____
_____
_____

○ 14. MITTWOCH

TO DO

_____
_____
○ 15. DONNERSTAG _____
_____
_____
_____
_____
○ 16. FREITAG _____
_____
_____
_____
○ 17. SAMSTAG / 18. SONNTAG _____
_____
_____
_____

Oktober

19/10/20 - 25/10/20

○ 19. MONTAG

NOTIZEN

○ 20. DIENSTAG

○ 21. MITTWOCH

TO DO

○ 22. DONNERSTAG

○ 23. FREITAG

○ 24. SAMSTAG / 25. SONNTAG

Oktober

Woche 44

○ 26. MONTAG

NOTIZEN

○ 27. DIENSTAG

○ 28. MITTWOCH

TO DO

○ 29. DONNERSTAG

○ 30. FREITAG

○ 31. SAMSTAG / 1. SONNTAG

November

02/11/20 - 08/11/20

○ 2. MONTAG

NOTIZEN

○ 3. DIENSTAG

○ 4. MITTWOCH

TO DO

○ 5. DONNERSTAG

○ 6. FREITAG

○ 7. SAMSTAG / 8. SONNTAG

November

09/11/20 - 15/11/20

○ 9. MONTAG

NOTIZEN

○ 10. DIENSTAG

○ 11. MITTWOCH

TO DO

○ 12. DONNERSTAG

○ 13. FREITAG

○ 14. SAMSTAG / 15. SONNTAG

November

○ 16. MONTAG

NOTIZEN

○ 17. DIENSTAG

○ 18. MITTWOCH

TO DO

○ 19. DONNERSTAG

○ 20. FREITAG

○ 21. SAMSTAG / 22. SONNTAG

November

23/11/20 - 29/11/20

○ 23. MONTAG

NOTIZEN

○ 24. DIENSTAG

○ 25. MITTWOCH

TO DO

○ 26. DONNERSTAG

○ 27. FREITAG

○ 28. SAMSTAG / 29. SONNTAG

November

Woche 49

○ 30. MONTAG

NOTIZEN

○ 1. DIENSTAG

○ 2. MITTWOCH

TO DO

○ 3. DONNERSTAG

○ 4. FREITAG

○ 5. SAMSTAG / 6. SONNTAG

Dezember

Woche 50

07/12/20 - 13/12/20

○ 7. MONTAG

NOTIZEN

○ 8. DIENSTAG

○ 9. MITTWOCH

TO DO

○ 10. DONNERSTAG

○ 11. FREITAG

○ 12. SAMSTAG / 13. SONNTAG

Dezember

14/12/20 - 20/12/20

○ 14. MONTAG

NOTIZEN

○ 15. DIENSTAG

○ 16. MITTWOCH

TO DO

○ 17. DONNERSTAG

○ 18. FREITAG

○ 19. SAMSTAG / 20. SONNTAG

Dezember

Woche 52

○ 21. MONTAG

NOTIZEN

○ 22. DIENSTAG

○ 23. MITTWOCH

TO DO

○ 24. DONNERSTAG

○ 25. FREITAG

○ 26. SAMSTAG / 27. SONNTAG

Dezember

28/12/20 - 03/01/21

○ 28. MONTAG

NOTIZEN

_____

_____

○ 29. DIENSTAG

_____

_____

_____

_____

○ 30. MITTWOCH

TO DO

_____

_____

○ 31. DONNERSTAG

_____

_____

_____

_____

○ 1. FREITAG

_____

_____

_____

○ 2. SAMSTAG / 3. SONNTAG

_____

_____

_____

Januar

○ 4. MONTAG

NOTIZEN

○ 5. DIENSTAG

○ 6. MITTWOCH

TO DO

○ 7. DONNERSTAG

○ 8. FREITAG

○ 9. SAMSTAG / 10. SONNTAG

Januar

Woche 2   11/01/21 - 17/01/21

○ 11. MONTAG

NOTIZEN

_____

_____
○ 12. DIENSTAG
_____

_____

_____

○ 13. MITTWOCH

TO DO

_____

_____
○ 14. DONNERSTAG
_____

_____

_____

_____
○ 15. FREITAG
_____

_____

_____

_____
○ 16. SAMSTAG / 17. SONNTAG
_____

_____

_____

Januar

18/01/21 - 24/01/21

○ 18. MONTAG

NOTIZEN

○ 19. DIENSTAG

○ 20. MITTWOCH

TO DO

○ 21. DONNERSTAG

○ 22. FREITAG

○ 23. SAMSTAG / 24. SONNTAG

Januar

○ 25. MONTAG

NOTIZEN

○ 26. DIENSTAG

○ 27. MITTWOCH

TO DO

○ 28. DONNERSTAG

○ 29. FREITAG

○ 30. SAMSTAG / 31. SONNTAG

Februar

○ 1. MONTAG

NOTIZEN

○ 2. DIENSTAG

○ 3. MITTWOCH

TO DO

○ 4. DONNERSTAG

○ 5. FREITAG

○ 6. SAMSTAG / 7. SONNTAG

Februar

Woche 6   08/02/21 - 14/02/21

○ 8. MONTAG

                                           NOTIZEN
                                           _____
                                           _____
○ 9. DIENSTAG   _____
                                           _____
                                           _____
                                           _____

○ 10. MITTWOCH

                                           TO DO
                                           _____
                                           _____
○ 11. DONNERSTAG   _____
                                           _____
                                           _____
                                           _____
○ 12. FREITAG   _____
                                           _____
                                           _____
                                           _____
○ 13. SAMSTAG / 14. SONNTAG   _____
                                           _____
                                           _____

Februar

15/02/21 - 21/02/21

○ 15. MONTAG

NOTIZEN

○ 16. DIENSTAG

○ 17. MITTWOCH

TO DO

○ 18. DONNERSTAG

○ 19. FREITAG

○ 20. SAMSTAG / 21. SONNTAG

Februar

22/02/21 - 28/02/21

○ 22. MONTAG

NOTIZEN

_____

_____

○ 23. DIENSTAG

_____

_____

_____

_____

○ 24. MITTWOCH

TO DO

_____

_____

○ 25. DONNERSTAG

_____

_____

_____

_____

○ 26. FREITAG

_____

_____

_____

_____

○ 27. SAMSTAG / 28. SONNTAG

_____

_____

_____

_____

März

Woche 9   01/03/21 - 07/03/21

○ 1. MONTAG

                                           NOTIZEN

○ 2. DIENSTAG

○ 3. MITTWOCH

                                           TO DO

○ 4. DONNERSTAG

○ 5. FREITAG

○ 6. SAMSTAG / 7. SONNTAG

März

08/03/21 - 14/03/21

○ 8. MONTAG

NOTIZEN

○ 9. DIENSTAG

○ 10. MITTWOCH

TO DO

○ 11. DONNERSTAG

○ 12. FREITAG

○ 13. SAMSTAG / 14. SONNTAG

März

15/03/21 - 21/03/21

○ 15. MONTAG

NOTIZEN

_____

_____

○ 16. DIENSTAG

_____

_____

_____

_____

○ 17. MITTWOCH

TO DO

_____

○ 18. DONNERSTAG

_____

_____

_____

_____

○ 19. FREITAG

_____

_____

_____

○ 20. SAMSTAG / 21. SONNTAG

_____

_____

_____

März

22/03/21 - 28/03/21

○ 22. MONTAG

NOTIZEN

○ 23. DIENSTAG

○ 24. MITTWOCH

TO DO

○ 25. DONNERSTAG

○ 26. FREITAG

○ 27. SAMSTAG / 28. SONNTAG

März

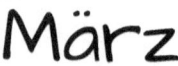

Woche 13   29/03/21 - 04/04/21

○ 29. MONTAG

NOTIZEN

_____

_____

○ 30. DIENSTAG   _____

_____

_____

_____

○ 31. MITTWOCH

TO DO

_____

_____

○ 1. DONNERSTAG   _____

_____

_____

_____

○ 2. FREITAG   _____

_____

_____

_____

○ 3. SAMSTAG / 4. SONNTAG   _____

_____

_____

_____

April
Woche 14

05/04/21 - 11/04/21

○ 5. MONTAG

NOTIZEN

○ 6. DIENSTAG

○ 7. MITTWOCH

TO DO

○ 8. DONNERSTAG

○ 9. FREITAG

○ 10. SAMSTAG / 11. SONNTAG

April

12/04/21 - 18/04/21

○ 12. MONTAG

NOTIZEN

○ 13. DIENSTAG

○ 14. MITTWOCH

TO DO

○ 15. DONNERSTAG

○ 16. FREITAG

○ 17. SAMSTAG / 18. SONNTAG

April

19/04/21 - 25/04/21

○ 19. MONTAG

NOTIZEN

_____

_____

○ 20. DIENSTAG

_____

_____

_____

_____

○ 21. MITTWOCH

TO DO

_____

_____

○ 22. DONNERSTAG

_____

_____

_____

_____

_____

○ 23. FREITAG

_____

_____

_____

_____

○ 24. SAMSTAG / 25. SONNTAG

_____

_____

_____

_____

April

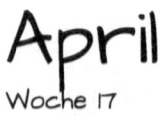

Woche 17

26/04/21 - 02/05/21

○ 26. MONTAG

NOTIZEN

_____

_____

_____

○ 27. DIENSTAG

_____

_____

_____

_____

○ 28. MITTWOCH

TO DO

_____

_____

○ 29. DONNERSTAG

_____

_____

_____

_____

○ 30. FREITAG

_____

_____

_____

_____

○ 1. SAMSTAG / 2. SONNTAG

_____

_____

_____

_____

Mai

03/05/21 - 09/05/21

○ 3. MONTAG

NOTIZEN

○ 4. DIENSTAG

○ 5. MITTWOCH

TO DO

○ 6. DONNERSTAG

○ 7. FREITAG

○ 8. SAMSTAG / 9. SONNTAG

Mai

○ 10. MONTAG

NOTIZEN

○ 11. DIENSTAG

○ 12. MITTWOCH

TO DO

○ 13. DONNERSTAG

○ 14. FREITAG

○ 15. SAMSTAG / 16. SONNTAG

Mai

Woche 20

○ 17. MONTAG

NOTIZEN

○ 18. DIENSTAG

○ 19. MITTWOCH

TO DO

○ 20. DONNERSTAG

○ 21. FREITAG

○ 22. SAMSTAG / 23. SONNTAG

Mai

○ 24. MONTAG

NOTIZEN

○ 25. DIENSTAG

○ 26. MITTWOCH

TO DO

○ 27. DONNERSTAG

○ 28. FREITAG

○ 29. SAMSTAG / 30. SONNTAG

Mai

○ 31. MONTAG

NOTIZEN

○ 1. DIENSTAG

○ 2. MITTWOCH

TO DO

○ 3. DONNERSTAG

○ 4. FREITAG

○ 5. SAMSTAG / 6. SONNTAG

Juni

Woche 23

○ 7. MONTAG

NOTIZEN

○ 8. DIENSTAG

○ 9. MITTWOCH

TO DO

○ 10. DONNERSTAG

○ 11. FREITAG

○ 12. SAMSTAG / 13. SONNTAG

Juni

14/06/21 - 20/06/21

○ 14. MONTAG

NOTIZEN

○ 15. DIENSTAG

○ 16. MITTWOCH

TO DO

○ 17. DONNERSTAG

○ 18. FREITAG

○ 19. SAMSTAG / 20. SONNTAG

Juni

21/06/21 - 27/06/21

○ 21. MONTAG

NOTIZEN

_____

_____

○ 22. DIENSTAG

_____

_____

_____

_____

○ 23. MITTWOCH

TO DO

_____

_____

○ 24. DONNERSTAG

_____

_____

_____

_____

○ 25. FREITAG

_____

_____

_____

○ 26. SAMSTAG / 27. SONNTAG

_____

_____

_____

Juni

28/06/21 - 04/07/21

○ 28. MONTAG

NOTIZEN

○ 29. DIENSTAG

○ 30. MITTWOCH

TO DO

○ 1. DONNERSTAG

○ 2. FREITAG

○ 3. SAMSTAG / 4. SONNTAG

Juli

Woche 27

○ 5. MONTAG

NOTIZEN

_____

_____

○ 6. DIENSTAG

_____

_____

_____

_____

○ 7. MITTWOCH

TO DO

_____

_____

○ 8. DONNERSTAG

_____

_____

_____

_____

○ 9. FREITAG

_____

_____

_____

_____

○ 10. SAMSTAG / 11. SONNTAG

_____

_____

_____

Juli

Woche 28

○ 12. MONTAG

NOTIZEN

○ 13. DIENSTAG

○ 14. MITTWOCH

TO DO

○ 15. DONNERSTAG

○ 16. FREITAG

○ 17. SAMSTAG / 18. SONNTAG

Juli

19/07/21 - 25/07/21

○ 19. MONTAG

NOTIZEN

○ 20. DIENSTAG

○ 21. MITTWOCH

TO DO

○ 22. DONNERSTAG

○ 23. FREITAG

○ 24. SAMSTAG / 25. SONNTAG

Juli

Woche 30

○ 26. MONTAG

NOTIZEN

_____

_____

○ 27. DIENSTAG

_____

_____

_____

○ 28. MITTWOCH

TO DO

_____

_____

○ 29. DONNERSTAG

_____

_____

_____

_____

○ 30. FREITAG

_____

_____

_____

_____

○ 31. SAMSTAG / 1. SONNTAG

_____

_____

_____

_____

August

02/08/21 - 08/08/21

○ 2. MONTAG

NOTIZEN

○ 3. DIENSTAG

○ 4. MITTWOCH

TO DO

○ 5. DONNERSTAG

○ 6. FREITAG

○ 7. SAMSTAG / 8. SONNTAG

August

09/08/21 - 15/08/21

○ 9. MONTAG

NOTIZEN

○ 10. DIENSTAG

○ 11. MITTWOCH

TO DO

○ 12. DONNERSTAG

○ 13. FREITAG

○ 14. SAMSTAG / 15. SONNTAG

August

16/08/21 - 22/08/21

○ 16. MONTAG

NOTIZEN

_____

_____

○ 17. DIENSTAG

_____

_____

_____

_____

○ 18. MITTWOCH

TO DO

_____

○ 19. DONNERSTAG

_____

_____

_____

_____

○ 20. FREITAG

_____

_____

_____

_____

○ 21. SAMSTAG / 22. SONNTAG

_____

_____

_____

August

Woche 34

○ 23. MONTAG

NOTIZEN

_____

_____

○ 24. DIENSTAG

_____

_____

_____

_____

○ 25. MITTWOCH

TO DO

_____

_____

○ 26. DONNERSTAG

_____

_____

_____

_____

○ 27. FREITAG

_____

_____

_____

_____

○ 28. SAMSTAG / 29. SONNTAG

_____

_____

_____

_____

August

Woche 35

○ 30. MONTAG

NOTIZEN

_____

_____

○ 31. DIENSTAG

_____

_____

_____

_____

○ 1. MITTWOCH

TO DO

_____

_____

○ 2. DONNERSTAG

_____

_____

_____

_____

○ 3. FREITAG

_____

_____

_____

_____

○ 4. SAMSTAG / 5. SONNTAG

_____

_____

_____

September

○ 6. MONTAG

NOTIZEN

○ 7. DIENSTAG

○ 8. MITTWOCH

TO DO

○ 9. DONNERSTAG

○ 10. FREITAG

○ 11. SAMSTAG / 12. SONNTAG

September

Woche 37

○ 13. MONTAG

NOTIZEN

_____

_____

○ 14. DIENSTAG

_____

_____

_____

_____

○ 15. MITTWOCH

TO DO

_____

○ 16. DONNERSTAG

_____

_____

_____

_____

○ 17. FREITAG

_____

_____

_____

_____

○ 18. SAMSTAG / 19. SONNTAG

_____

_____

_____

September

○ 20. MONTAG

NOTIZEN

○ 21. DIENSTAG

○ 22. MITTWOCH

TO DO

○ 23. DONNERSTAG

○ 24. FREITAG

○ 25. SAMSTAG / 26. SONNTAG

September

Woche 39

27/09/21 - 03/10/21

○ 27. MONTAG

NOTIZEN

○ 28. DIENSTAG

○ 29. MITTWOCH

TO DO

○ 30. DONNERSTAG

○ 1. FREITAG

○ 2. SAMSTAG / 3. SONNTAG

Oktober

04/10/21 - 10/10/21

○ 4. MONTAG

NOTIZEN

○ 5. DIENSTAG

○ 6. MITTWOCH

TO DO

○ 7. DONNERSTAG

○ 8. FREITAG

○ 9. SAMSTAG / 10. SONNTAG

Oktober

Woche 41

○ 11. MONTAG

NOTIZEN

○ 12. DIENSTAG

○ 13. MITTWOCH

TO DO

○ 14. DONNERSTAG

○ 15. FREITAG

○ 16. SAMSTAG / 17. SONNTAG

Oktober

Woche 42   18/10/21 - 24/10/21

○ 18. MONTAG

NOTIZEN

_____

_____

○ 19. DIENSTAG

_____

_____

_____

○ 20. MITTWOCH

TO DO

_____

_____

○ 21. DONNERSTAG

_____

_____

_____

_____

○ 22. FREITAG

_____

_____

_____

_____

○ 23. SAMSTAG / 24. SONNTAG

_____

_____

_____

Oktober

Woche 43   25/10/21 - 31/10/21

○ 25. MONTAG

NOTIZEN

_____

○ 26. DIENSTAG

○ 27. MITTWOCH

TO DO

○ 28. DONNERSTAG

○ 29. FREITAG

○ 30. SAMSTAG / 31. SONNTAG

November

Woche 44 01/11/21 - 07/11/21

○ 1. MONTAG

NOTIZEN

_____

○ 2. DIENSTAG

_____
_____
_____
_____
_____

○ 3. MITTWOCH

TO DO

_____
_____

○ 4. DONNERSTAG

_____
_____
_____

○ 5. FREITAG

_____
_____
_____
_____

○ 6. SAMSTAG / 7. SONNTAG

_____
_____
_____

November

Woche 45   08/11/21 - 14/11/21

○ 8. MONTAG

NOTIZEN

○ 9. DIENSTAG

○ 10. MITTWOCH

TO DO

○ 11. DONNERSTAG

○ 12. FREITAG

○ 13. SAMSTAG / 14. SONNTAG

November

15/11/21 - 21/11/21

○ 15. MONTAG

NOTIZEN

○ 16. DIENSTAG

○ 17. MITTWOCH

TO DO

○ 18. DONNERSTAG

○ 19. FREITAG

○ 20. SAMSTAG / 21. SONNTAG

November

○ 22. MONTAG

NOTIZEN

_____

_____

○ 23. DIENSTAG

_____

_____

_____

_____

○ 24. MITTWOCH

TO DO

_____

○ 25. DONNERSTAG

_____

_____

_____

_____

○ 26. FREITAG

_____

_____

_____

○ 27. SAMSTAG / 28. SONNTAG

_____

_____

_____

November

○ 29. MONTAG

NOTIZEN

○ 30. DIENSTAG

○ 1. MITTWOCH

TO DO

○ 2. DONNERSTAG

○ 3. FREITAG

○ 4. SAMSTAG / 5. SONNTAG

Dezember

Woche 49

___

○ 6. MONTAG

NOTIZEN

_____

_____

○ 7. DIENSTAG

_____

_____

_____

_____

○ 8. MITTWOCH

TO DO

_____

○ 9. DONNERSTAG

_____

_____

_____

_____

○ 10. FREITAG

_____

_____

_____

_____

○ 11. SAMSTAG / 12. SONNTAG

_____

_____

_____

Dezember

13/12/21 - 19/12/21

○ 13. MONTAG

NOTIZEN

○ 14. DIENSTAG

○ 15. MITTWOCH

TO DO

○ 16. DONNERSTAG

○ 17. FREITAG

○ 18. SAMSTAG / 19. SONNTAG

Dezember

○ 20. MONTAG

NOTIZEN

○ 21. DIENSTAG

○ 22. MITTWOCH

TO DO

○ 23. DONNERSTAG

○ 24. FREITAG

○ 25. SAMSTAG / 26. SONNTAG

Dezember

27/12/21 - 02/01/22

○ 27. MONTAG

NOTIZEN

○ 28. DIENSTAG

○ 29. MITTWOCH

TO DO

○ 30. DONNERSTAG

○ 31. FREITAG

○ 1. SAMSTAG / 2. SONNTAG

www.ingramcontent.com/pod-product-compliance
Lightning Source LLC
Chambersburg PA
CBHW030658220526
45463CB00005B/1832